EXPERTENSTANDARD KONKRET Bd.2

boq (Hrsg.) Beratung für Organisation und Qualität

Schmerzmanagement

Arbeitshilfe zur praktischen Umsetzung

VINCENTZ NETWORK

Impressum

Bibliografische Information der Deutschen Nationalbibliothek

Die Deutsche Nationalbibliothek verzeichnet diese Publikation in der Deutschen Nationalbibliografie; detaillierte bibliografische Daten sind im Internet über http://dnb.d-nb.de abrufbar.

Sämtliche Angaben und Darstellungen in diesem Buch entsprechen dem aktuellen Stand des Wissens und sind bestmöglichst aufbereitet.
Der Verlag und die Autoren können jedoch trotzdem keine Haftung für Schäden übernehmen, die im Zusammenhang mit Inhalten dieses Buches entstehen.

© VINCENTZ NETWORK, Hannover 2010

Besuchen Sie uns im Internet: www.altenpflege. vincentz.net

Druck: Quensen Druck & Verlag GmbH & Co. KG, Hildesheim

ISBN 3-86630-110-3
      978-3-86630-110-8

Seit 2008 finden Sie in den Büchern von Vincentz Network eine solche Landkarte in Form einer Mind Map®. Sie soll der Orientierung dienen und stellt das Thema des Buches in einem übergeordneten Zusammenhang dar.

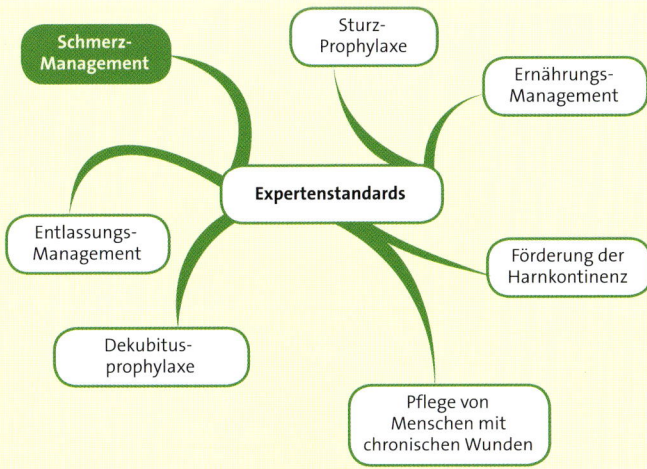

Mind Map®

Schmerzmanagement, boq (Hrsg.),
© Vincentz Network GmbH & Co.KG, Hannover, ISBN 978-3-86630-110-8

Moderiert von zwei (mehr oder weniger) versierten Fachkräften: *Benni und Bea*

Das ist Bea.

Bea ist eine top versierte Pflegefachkraft mit vielen Jahren Berufs-
erfahrung. Sie hat die Ruhe weg
und weiß immer, was zu tun ist und
wie man in schwierigen Situationen
die Prioritäten setzt. Sie ist zum
Glück kein tyrannischer Hausdra-
chen, der Befehle bellt und kopf-
schüttelnd zur Pflegedienstleitung
rennt, wenn man etwas nicht gleich
richtig macht ...

Das ist Benni.

Benni hat gerade seine Ausbildung
als Pflegefachkraft in der
Altenpflege begonnen.
Er ist mit vollem Einsatz und viel
Herz bei der Sache, aber leider stößt
er ständig auf Schwierigkeiten; und
manche Dinge wollen ihm einfach
nicht in den Kopf. Kein Wunder,
der Pflegeberuf ist sehr
umfangreich
und vielfältig.

Das ist ein nationaler Expertenstandard:

Ein Instrument der Qualitätsentwicklung auf nationaler Ebene, also allein
gültig bei uns in Deutschland. Er legt fest, wie Pflegestandards in den ein-
zelnen Einrichtungen der Kranken- und Altenpflege aufgebaut sein sollten.

Schmerzmanagement

Inhalt

Schmerzmanagement, boq (Hrsg.),
© Vincentz Network GmbH & Co.KG, Hannover, ISBN 978-3-86630-110-8

Was ist ein Schmerz?

Schmerz
lat. Dolor, gr. Smerdnos
und smerdaleos

werden sie zur belastenden Dauerqual. Alle Menschen machen im Laufe ihres Lebens unterschiedliche Erfahrungen mit Schmerzen, in unterschiedlicher Form und Intensität. Dennoch ist die Schmerzempfindung eine Schutzfunktion des Körpers und lebensnotwendig. Mc Caffery und Beebe (1994, S.15) haben Schmerz folgendermaßen definiert:
„Stets so, wie die empfindende Person sagt, dass er ist, und vorhanden, wann immer sie sagt, dass er vorhanden ist."

Schmerz ist ein unangenehmes Sinnes- und Gefühlserlebnis, das mit einer echten Gewebsschädigung einhergehen kann oder als solches beschrieben wird. Fast jeder kennt gelegentliche Kopf- oder Rückenschmerzen. Wenn Schmerzen aber permanent (chronisch) auftreten,

Eine andere Definition bietet die International Association for the Study of Pain (1986):
„Eine unangenehme sensorische und emotionale Erfahrung in Verbindung mit einer tatsächlichen oder möglichen Gewebsschädigung oder beschrieben in Begriffen einer solchen Schädigung."

Definition

Schmerzmanagement, boq (Hrsg.),
© Vincentz Network GmbH & Co.KG, Hannover, ISBN 978-3-86630-110-8

„Nein Benni, denk doch mal nach! Du empfindest Schmerzen doch auch nicht immer gleich, bei dir ist es tageszeitlich doch sicher auch unterschiedlich. Dann kommt es auch darauf an, in welchem Kulturkreis du aufgewachsen bist und welche Erfahrungen du bereits mit Schmerzen gemacht hast. Und stell dir vor: Schmerzempfindungen hängen auch davon ab, in welcher Situation du sie erlebst. Denke mal zurück, als du noch klein warst, war der Schmerz doch nur noch halb so schlimm, wenn eine dir vertraute Person da war. Zusätzlich spielt auch eine Rolle, welche Ursache der Schmerz hat und welche Bedeutung er für die leidende Person hat. Denk mal daran: Es ist schon ein Unterschied, ob du dir vielleicht beim Schälen eines Apfels mit dem Messer in den Finger ritzt oder ob eine schlimme Krebserkrankung vorliegt. Die Empfindung von Schmerzen ist anders als jede andere Empfindung, Schmerz ist keine messbare Einzelreaktion, wie z. B. der Blutdruck oder der Puls. Für jede Person stellt sich der Schmerz als eine andere umfassende Erfahrung dar, die sich objektiv nicht messen lässt und das ist für uns im Pflegealltag dann schon eine Herauforderung, alles professionell zu beurteilen."

„Benni, aus diesen Definitionen kannst du gut ableiten, dass es sehr wichtig ist, jedem Bewohner zu glauben, wenn er sagt, dass er Schmerzen hat und diese ernst zu nehmen, sowie ein Schmerzmanagement abzuklären. Und du weißt, dass frühere Schmerzerfahrungen für Bewohner immer noch sehr schmerzhaft sein können."

„Du Bea, sag' mal sind, Schmerzen eigentlich bei allen Menschen gleich? Empfindet jeder den Schmerz identisch?"

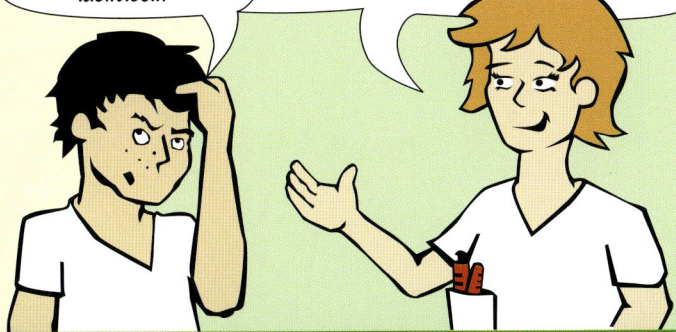

„Jeder Mensch beschreibt den Schmerz so, wie er es gelernt hat. Überlege doch einmal, wie du mit Schmerzen umgehst. Du möchtest sicherlich auch, dass man sich um dich kümmert und dich ernst nimmt. Nur so hast du die Möglichkeit, ehrliche Angaben über dein Erleben zu machen. Für die Pflegefachkraft bedeutet dies, den Schmerz besser zu identifizieren, um eine Schmerzlinderung oder wenn möglich, eine Schmerzfreiheit herbeizuführen."

„Das verstehe ich nicht. Wenn der Schmerz von jedem Menschen anders empfunden wird, wie soll ich dann den Schmerz erfassen und beschreiben?"

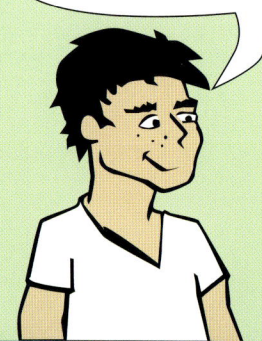
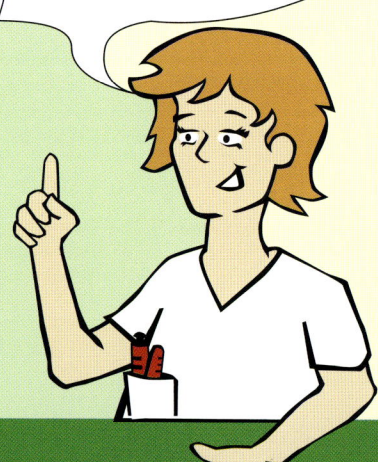

Schaubild

Schmerzarten

Somatischer Schmerz	Viszeraler Schmerz
Oberflächenschmerz, z.B. Hautverbrennung auf heißer Herdplatte, Nadelstiche.	Eingeweide, z.B. Gallenkolik.
Tiefenschmerz, z.B. Muskeln, Gelenke, Sehnen, z.B. Muskelkrampf, Kopfschmerzen.	

Schmerzeinteilung

Akute Schmerzen	Chronische Schmerzen
Mechanische, thermische, chemische oder elektrische Reize, die das Gewebe schädigen..	Anhaltende oder wiederkehrende Schmerzsymptomatik, die länger als 6 Monate besteht und zu einer erheblichen Beeinträchtigung auf körperlicher, psychischer und sozialer Ebene führt.

Definition

§

§

§

Jeder Patient hat einen privatrecht-lichen Anspruch auf eine adäquate, dem Stand der Wissenschaft entsprechende, Schmerzbehandlung.

Dies ergibt sich für die gesetzlich Versicherten vor allem aus dem Krankenhausbehandlungsanspruch aus § 39 Abs. 1 i. V. mit § 27 Abs. 1 Satz 1 SGB V, wonach nicht nur die angemessene Behandlung zur Heilung der Krankheit, sondern ausdrücklich auch die Linderung von Krankheitsbeschwerden zum Krankenbehandlungsanspruch zählt. Dabei reicht es aus, dass Schmerzen zu erwarten sind, um einen Anspruch auf Behandlung zu begründen. Für privat Versicherte ergibt sich der Anspruch aus dem jeweiligen Versicherungsverhältnis. Bei Patienten, deren Versorgungsanspruch sich aus dem SGB XI ergibt, kann auf den § 11 Abs. 1 SGB XI verwiesen werden. Unmittelbar gegenüber der Einrichtung durchsetzen können Bewohner diesen Anspruch erst über den individuellen Behandlungsvertrag/Heimvertrag, den sie mit dem Krankenhaus/Heim im Sinne des Heim-

Paragraphen

Schmerzmanagement, boq (Hrsg.),
© Vincentz Network GmbH & Co.KG, Hannover, ISBN 978-3-86630-110-8

Gesetzliche Rahmenbedingungen

gesetzes abschließen. In diesem Versorgungsvertrag konkretisieren sich die Verpflichtungen der Leistungserbringer.

In der Literatur wird aber auch darauf verwiesen, dass es zu einer Anwendung nach dem Strafgesetzbuch kommen kann, wenn einem Patienten die standardmäßige Schmerzversorgung vorenthalten wird, z.B. §223 StGB Körperverletzung und § 323c StGB unterlassene Hilfeleistung.

Die Träger von Einrichtungen der Gesundheitsversorgung haben die Pflicht, die personellen und sachlichen Voraussetzungen dafür zu schaffen, dass eine den Standards entsprechende Schmerztherapie gewährleistet wird. Bei Organisationsverschulden können sie ebenfalls nach §223 StGB belangt werden, wenn es zum Beispiel schuldhaft unterlassen wird, den Schmerz zu erfassen.

§ 3
des Gesetzes über die Berufe in der Altenpflege (Altenpflegegesetz – AltPflG):

Die Ausbildung in der Altenpflege soll Kenntnisse, Fähigkeiten und Fertigkeiten vermitteln, die zur selbständigen und eigenverantwortlichen Pflege einschließlich der Beratung, Begleitung und Betreuung alter Menschen erforderlich sind. Dies umfasst insbesondere:
(1) die sach- und fachkundige, den allgemein anerkannten pflegewissenschaftlichen, insbesondere den medizinisch-pflegerischen Erkenntnissen entsprechende, umfassende und geplante Pflege ...

Risikogruppen

„Du Bea, sag mal, auf wen sollte ich denn besonders achten, wir betreuen doch auch viele Bewohner, die mir gar nicht mehr sagen können, ob sie Schmerzen haben, weil sie aufgrund ihrer Erkrankung nicht mehr mit mir verbal kommunizieren können, was mach ich dann? Oder die, die es mir auch nicht von sich aus sagen?"

„Das ist eine sehr gute Überlegung von dir Benni, besonders auf diese Menschen sollten wir genau achten. Häufig ist es so, dass uns die älteren Bewohner gar nicht sagen, dass sie Schmerzen haben, weil die für sie schon so normal sind und sie von den Schmerzen schon seit vielen Jahren oder auch Jahrzehnten begleitet werden und mit ihnen älter werden. Sie nehmen die Schmerzen also hin und denken häufig, dass sie zum Altern dazu gehören. Sie erklären sich die Schmerzen im Zusammenhang mit der schweren Arbeit, die sie vielleicht leisten mussten in ihrem Berufsleben, in ihrem Alltag. Manchmal ist es auch so, dass sie denken, wir Pflegekräfte sollten wissen, dass sie Schmerzen haben, weil sie doch so schwer krank sind."

„Das finde ich jetzt ziemlich kompliziert."

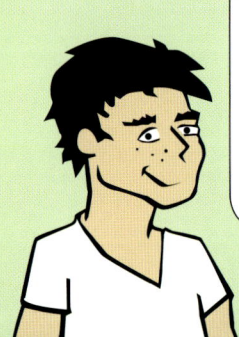

„Du Benni, das Ziel ist, dass jeder Patient/Betroffene mit akuten oder tumorbedingten chronischen Schmerzen sowie zu erwartenden Schmerzen ein angemessenes Schmerzmanagement erhält, welches dem Entstehen von Schmerzen vorbeugt, sie auf ein erträgliches Maß reduziert oder beseitigt." (DNQP 2005, Seite.25). Wir betreuen auch viele Betroffene, die im eigentlichen Sinne nicht unter den nationalen Expertenstandard Schmerzmanagement fallen, weil sie chronische Schmerzpatienten sind und aufgrund von degenerativen Erkrankungen Schmerzen haben."

Merke

Schmerzen zu erkennen und einzuschätzen, ist die beste Methode, um weitere Komplikationen zu vermeiden, sowohl für den Betroffenen als auch für die Pflegefachkraft. Es lindert weiteres Leid für den Betroffenen und ist existentiell wichtig für ihn. Wenn der Schmerz nicht erkannt wird, steigen die Gefährdungspotentiale für den Betroffenen an, wie z. B. das Sturzrisiko, das Dekubitusrisiko, das Kontrakturrisiko etc..

Risikogruppen

Schmerzmanagement, boq (Hrsg.),
© Vincentz Network GmbH & Co.KG, Hannover, ISBN 978-3-86630-110-8

Wie bereits eingangs beschrieben, ist das Phänomen Schmerz ein sehr subjektives Erleben für jeden Betroffenen. Niemand kann entscheiden, wie stark der Schmerz von dem Betroffenen empfunden wird, ob er diesen aushalten kann oder auch nicht. Damit in der alltäglichen Versorgung die Problematik von Schmerzen nicht aus dem Fokus gerät, sollte zu Beginn der pflegerischen Versorgung routinemäßig eine Überprüfung erfolgen, sowie in individuellen Zeitabständen bzw. bei Veränderungen oder Auffälligkeiten der Pflegesituation eine erneute Abfrage erfolgen. Um den Schmerz transparent darzustellen, gibt es unterschiedliche Assessmentinstrumente für die Erfassung und die Überprüfung der Schmerzintensität. Mit diesen Instrumenten kann der Schmerzverlauf und die Überprüfung der Schmerztherapie erfolgen. Der Betroffene kann seinen Schmerz zum Ausdruck bringen und wird nach Möglichkeit aktiv in den Prozess mit eingebunden. Er fühlt sich damit ernst genommen und durch die permanente Überprüfung der Schmerzintensität kann die Wirksamkeit oder die Unwirksamkeit der Schmerztherapie transparent dargestellt werden.

Die Schmerzeinschätzung ist ein zentraler Bestandteil des Aufnahmegespräches, bzw. der Pflegeanamnese. Die Frage nach Schmerzen gehört in den Anfang eines jeden pflegerischen Auftrages.

Einschätzung

Schmerzmanagement, boq (Hrsg.),
© Vincentz Network GmbH & Co.KG, Hannover, ISBN 978-3-86630-110-8

Wie schätze ich Schmerz ein?

„Genau Benni, bei Aufnahme, aber auch routinemäßig oder wenn dir eine Veränderung bei einem Bewohner auffällt, dann fragst du, ob er Schmerzen hat. Oder ob ihm etwas weh tut oder er sich unwohl fühlt. Und denke daran, dass wir Schmerzen ernst nehmen und solange der Betroffene für sich den Schmerz einschätzen kann, tut er es auch und wir gehen erst in die Fremdeinschätzung, wenn es mit der Selbsteinschätzung nicht mehr geht. Ich zeige dir verschiedene Instrumente, um den Schmerz transparent darzustellen, sowohl über eine Schmerzersteinschätzung als auch über verschiedene Skalen. Es gibt auch Instrumente zur Fremdeinschätzung, besonders für die Bewohner, die nicht mehr mit uns kommunizieren können."

„Soll ich jetzt jeden nach Schmerzen fragen oder wie läuft das jetzt Bea, wie kann ich das dokumentieren?"

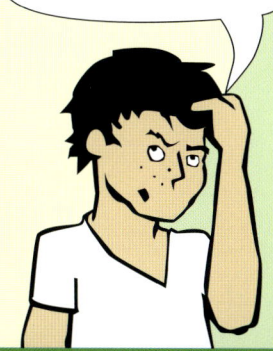
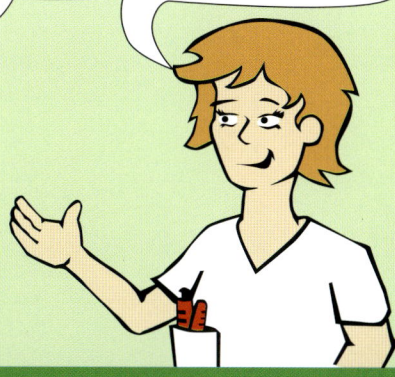

Instrumente zur Schmerzeinschätzung im pflegerischen Alltag:

In der Schmerzeinschätzung sollten die folgenden Fragen abgeklärt werden:

Kriterium	Bedeutung
Schmerz-lokalisation	Diese gibt Aufschluss über die Entstehung der Schmerzen.
Schmerzintensität	Ist die Grundlage für die Einleitung bzw. die Anpassung der medikamentösen Schmerztherapie.
Schmerzqualität	Diese gibt Aufschluss über die Schmerzentstehung und ist wichtige Grundlage für die Auswahl der Schmerzmedikamente durch den Arzt.
Zeitliche Dimensi-onen (1. Auftreten, zeitlicher Verlauf, Rhythmus)	Gibt wichtige Hinweise zum Schmerz, z. B. erstes Auftreten bis zur Erfragung. Wenn dieser länger als 6 Monate besteht, liegt bereits eine Chronifizierung vor. Der zeitliche Verlauf und der Rhythmus sind wichtig für die Medikamentenein-nahme bzw. für die nicht medikamentösen Maßnahmen..
Verstärkende und lindernde Faktoren	Diese Faktoren sind wichtig für die Maßnahmenprozess-planung, verstärkende Faktoren sind hier zu vermeiden, lindernde Faktoren können positiv genutzt werden.
Auswirkungen auf das Alltagsleben	Diese Faktoren sind wichtig für die Maßnahmenprozesspla-nung und für die Evaluation der Schmerztherapie. Weiterhin gibt sie Aufschluss über den Umgang mit Schmerzen.

Methode

Der Betroffene zeigt selbst auf die schmerzenden Körperregionen oder trägt diese in die Körperskizze ein.

Der Betroffene schätzt die Schmerzintensität anhand von standardisierten Schmerzskalen ein (NRS, VAS, VRS). Die Schmerzintensität wird in Ruhe aber auch bei Bewegung erfasst. Weiterhin kann die stärkste, die geringste und die durchschnittliche Schmerzintensität aufgenommen werden.

Der Betroffene kann mit seinen eigenen Worten den Schmerz beschreiben, wie z. B. ein brennender, stechender, bohrender etc Schmerz.

Abklärung mit den Betroffenen: „Wann sind die Schmerzen das erste Mal aufgetreten?" „Sind die Schmerzen im Tagesablauf unterschiedlich stark?" „Sind die Schmerzen an bestimmten Tagen oder in bestimmten Monaten unterschiedlich?" „Sind sie in der Nacht oder am Tage unterschiedlich?"

Den Betroffenen befragen, beobachten, bzw. die persönliche Bezugsperson (Familie, Lebenspartner etc.) einbeziehen.

Den Betroffenen befragen, beobachten, bzw. die persönliche Bezugsperson (Familie, Lebenspartner etc.) einbeziehen.

Einschätzung

Skalen zur Einschätzung der Schmerzintensität

Numerische Skala (NRS)

Ist die bekannteste und am meisten genutzte Skala zur Selbsteinschätzung der Schmerzintensität. Diese Skala besteht aus insgesamt 11 Stufen. „0" bis „10". „0" bedeutet es ist kein Schmerz vorhanden. „10" beschreibt den „stärksten vorstellbaren Schmerz" Die NRS gibt es als Papierversion oder als Lineal (Schieber). Der Betroffene kann aufgefordert werden, den Wert seiner Schmerzintensität zu benennen. Das Instrument kann nicht angewendet werden bei Personen, die keine Beziehung zu Zahlen haben, sowie bei Personen, die kognitive Einschränkungen haben. Der cut-off Punkt (Grenzwert, bei dessen Überschreitung bestimmte Reaktionen folgen müssen) liegt bei 3/10. Die Skala gibt es in unterschiedlichen Fremdsprachen, wie z. B. Englisch, Griechisch, Italienisch, Polnisch, Spanisch, Türkisch, Serbisch, Kroatisch.

Visuelle Analogskala (VAS)

Dient auch der Selbsteinschätzung - ähnlich der NRS wird diese auch auf einer Linie mit dem Punkt „kein Schmerz" bis zu dem Punkt „stärkster vorstellbarer Schmerz" aufgenommen. Der Betroffene markiert auf der Linie den Punkt der Schmerzintensität. Dieses kann mittels Lineal oder auf einem „Schieber" erfolgen. Die VAS ist eine meist 10 cm (selten 15 cm) lange Linie. Die VAS eignet sich gut für Betroffene, die die Schmerzintensität nicht so gut mit Zahlen in Verbindung bringen können. Es gibt sie auch in Kombination mit der NRS, der Betroffene kann die Schmerzintensität auf der VAS angeben und auf der Rückseite kann der Wert der Schmerzintensität der NRS abgelesen werden. Die Skala ist nicht geeignet für bei Personen mit Sehbeeinträchtigungen oder motorischen Beeinträchtigungen.

Einschätzung

Instrumente zur Schmerzeinschätzung

Verbale Ratingskala (VRS)

Diese Skala dient auch der Selbsteinschätzung. Die VRS beschreibt die Schmerzintensität anhand von Adjektiven, die von den Betroffenen leicht verstanden werden, wie: kein Schmerz - leichter Schmerz - mittelstarker bzw. mäßiger Schmerz- starker Schmerz - stärkster vorstellbarer Schmerz. Die Begriffe sind leicht verständlich. Nachteilig ist die grobe Einschätzung der Schmerzintensität, dadurch lassen sich kleinere Veränderungen nicht darstellen. Der Cut- off Punkt liegt bei mittelstarkem bis bzw. mäßigem Schmerz.

Gesichter-Rating- Skalen

Diese Skala wird angewendet zur besseren Veranschaulichung und zur einfacheren Kommunikation mit dem Betroffenen, sie wurde ursprünglich für Kinder entwickelt. Auf der linken Seite der Skala befindet sich ein lachendes Gesicht und endet auf der rechten Seite mit einem weinenden Gesicht. In der Regel hat die Gesichter Rating-Skala sechs Gesichter, die stufenweise ihren Gesichtsausdruck verändern. Es gibt eine weitere, achtstufige Gesichter –Skala, die für Erwachsene vorliegt.

Instrumente zur Schmerzeinschätzung

Skalen zur Einschätzung der Schmerzintensität

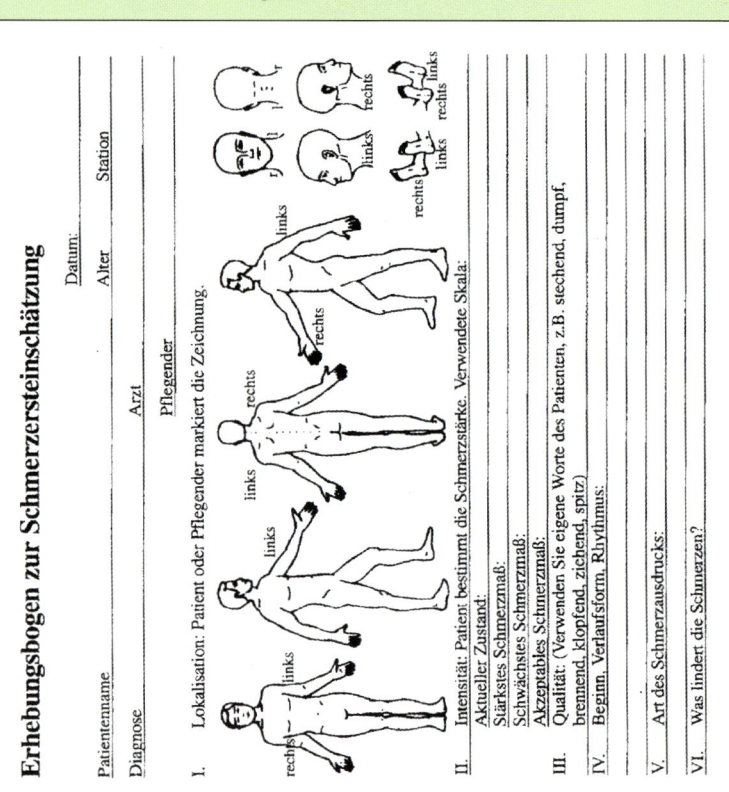

Erhebungsbogen zur Schmerzersteinschätzung

Patientenname

Diagnose

Datum:

Alter   Station

Arzt

Pflegender

I. Lokalisation: Patient oder Pflegender markiert die Zeichnung.

II. Intensität: Patient bestimmt die Schmerzstärke. Verwendete Skala:
Aktueller Zustand:
Stärkstes Schmerzmaß:
Schwächstes Schmerzmaß:
Akzeptables Schmerzmaß:

III. Qualität: (Verwenden Sie eigene Worte des Patienten, z.B. stechend, dumpf, brennend, klopfend, ziehend, spitz)

IV. Beginn, Verlaufsform, Rhythmus:

V. Art des Schmerzausdrucks:

VI. Was lindert die Schmerzen?

Merke

Zur Einschätzung der Schmerzintensität dürfen bei dem Betroffenen nicht mehrere Skalen zur Erfassung der Schmerzintensität gleichzeitig angewendet werden. Dadurch wäre die Darstellung des Schmerzverlaufes und die Überprüfung der Schmerztherapie nicht vergleichbar. Der Wert 0 auf der NRS ist der beste Wert, den der Betroffene erreichen kann. Ziel ist es den cut-off der jeweilig eingesetzten Skala nicht zu überschreiten bzw. wenn dieser überschritten ist, sofort der Kontakt zum Arzt zu suchen, um die Schmerztherapie anpassen zu lassen oder die Bedarfsmedikation zu verabreichen. Oder wenn es eine bereits geltende Verfahrensregelung gibt, wird diese unverzüglich umgesetzt. Bei chronischen Schmerzen geht es um die Schmerzlinderung (NRS bis 3/10). Bei akuten Schmerzen geht es um die Schmerzfreiheit, um zu verhindern, dass der Schmerz chronisch wird.

VII. Was verursacht/verstärkt die Schmerzen?

VIII. Auswirkungen der Schmerzen: (Vermerken Sie einen reduzierten Allgemeinzustand, herabgesetzte Lebensqualität.)

Begleitsymptome: (z.B. Übelkeit)

Schlaf:

Appetit:

Körperliche Aktivitäten:

Beziehung zu anderen: (z.B. Reizbarkeit)

Gefühle: (z.B. Ärger, Neigung zur Selbsttötung, Weinen)

Konzentrationsfähigkeit:

Anderes:

IX. Zusätzliche Bemerkungen:

X. Pflegeplan:

* Darf für die klinische Praxis vervielfältigt werden. Aus McCaffery, M; Beebe, A und Latham, J; Osterbrink, J. (Hrsg.): Schmerz. Ullstein Mosby, Berlin/Wiesbaden 1997

Einschätzung

Die Einschätzung von Schmerzen und der Schmerzintensität bei schweren kognitiv beeinträchtigten Bewohnern ist eine Herausforderung für Pflegefachkräfte. Die Ermittlung der Schmerzintensität bei Betroffenen, die den Umgang mit Schmerzskalen nicht mehr verstehen, ist dann über die Selbsteinschätzung nicht mehr möglich. Hier wird die Beobachtung der Pflegefachkräfte und der Pflegekräfte gefordert. Zur Unterstützung kann die Durchführung einer Fremdeinschätzung erfolgen. Die Deutsche Gesellschaft zum Studium des Schmerzes e. V. (DGSS) und der Arbeitskreis „Alter und Schmerz" stellen diesbezüglich die Beurteilung von Schmerzen bei Demenz (BESD) vor. In dieser Beurteilung besteht die Möglichkeit, den Patienten zu fünf Kategorien zu beobachten, diese beziehen sich auf die Atmung, negative Lautäußerung,

Gesichtsausdruck, Körpersprache und Trost. Für jede einzelne Kategorie sind maximal 2 Punktwerte zu vergeben. Die Definitionen, wie gewertet wird, liegen den Fragen im Detail bei. Der Bewohner wird zwei Minuten in der Ruhephase und dann in einer Mobilisationssituation wie waschen, gehen etc. beobachtet. Es ist ein maximaler Gesamtwert von 10 Punkten für das Schmerzverhalten möglich. Ein Wert von 6 oder darüber in einer Mobilitätssituation wird von dem Arbeitskreis als behandlungsbedürftig angesehen.

BESD ALS ANHANG BEIFÜGT (siehe Seite 50f.)

Einschätzung

Bei kognitiv beeinträchtigten Bewohnern:

„Auf diese Bewohner müssen wir besonders achten, da sich hier die Gefahr verbirgt, dass Schmerzen nicht erkannt und somit auch nicht behandelt werden! Bei Bewohnern mit leichten bis mittelschweren kognitiven Beeinträchtigungen kannst du oft über die Selbsteinschätzung mittels einer standardisierten Skala den Schmerz ermitteln. Für Bewohner mit schwereren kognitiven Beeinträchtigungen gibt es die Möglichkeit, über eine Fremdeinschätzung durch uns Pflegekräfte darzustellen, wie stark die Schmerzintensität ist, damit diese Bewohner auch angemessen behandelt werden können und kein unnötiges Leid erfahren. Ich zeige dir ein Instrument, wie du den Bewohner beobachtest und dann einschätzt.

Zusätzlich solltest du den Bewohner immer beobachten, ob er sich in seinem Verhalten verändert hat, z. B. bezüglich einer Verschlechterung seines kognitiven Zustandes, Schlafstörungen, oder einer Verschlechterung der Konzentrationsfähigkeit."

„Bea, wenn ich unsere Bewohner betrachte, fallen mir einige auf, bei denen ich die Frage nach der Schmerzintensität gar nicht stellen kann, was mache ich, um dort eventuelle Schmerzen zu erkennen?"

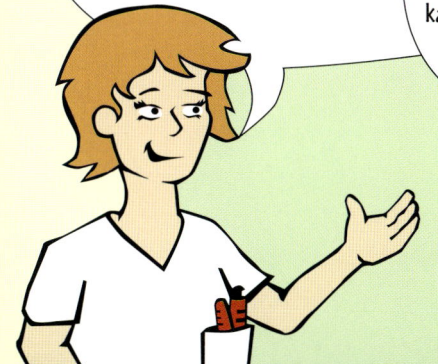
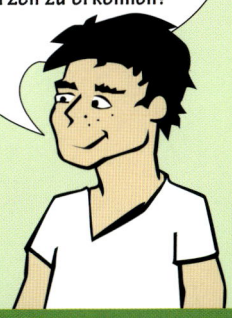

Stufenschema der WHO zur Schmerztherapie

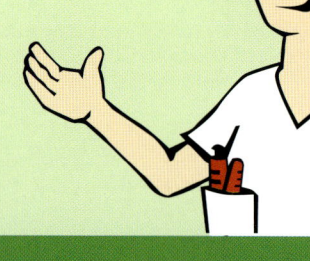

„Das werden dir die folgenden Informationen erklären. Wichtig ist, dass du eine zeitnahe und laufende Überprüfung der Schmerzintensität mittels der eingesetzten Schmerzskala verfolgst und dadurch kurzfristig Maßnahmen einleitest."

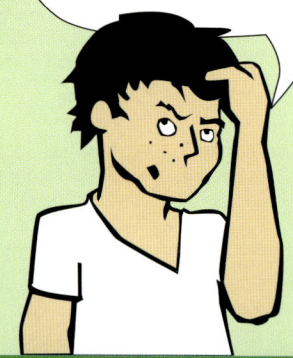

„Du Bea, wie ist es, wenn ich nun die Schmerzersteinschätzung und die Schmerzintensität aufgenommen habe, was mache ich dann mit den ganzen Informationen, wie ist es mit der medikamentösen Therapie, dem cut-off Punkt und was sind nichtmedikamentöse Maßnahmen?"

Die Auswahl der Schmerzmedikamente orientiert sich an der Schmerzintensität und wird von dem Arzt angeordnet:

Stufe I

bei leichten bis mittelstarken Schmerzen

Nichtopioide (z.B. Ibuprofen, Metamizol, Paracetamol) evtl. adjuvante Analgetika (z.B. Antikonvulsiva, Antidepressiva, Corticosteroide)

Stufe II

bei mittelstarken bis starken Schmerzen

Schwach wirksame Opioide (z.B. Tramadol, Codein) + Nichtopioide evtl. adjuvante Analgetika

Stufe III

bei starken und stärksten Schmerzen

Stark wirksame Opioide (z.B. Morphin) + Nichtopioide evtl. adjuvante Analgetika

Je nach Applikationsart und Stärke des Schmerzmedikamentes wird in der Regel nach folgenden Zeitabständen erneut nach der Schmerzintensität gefragt, bei der Gabe eines Opioids bereits nach 15 Minuten, bei:

- i.v. Applikationen:
  nach 30 Minuten
- s.c. Applikationen:
  nach ca. 45 Minuten
- p.o. Applikationen:
  nach 60 Minuten
- slg. Applikationen:
  nach 30 Minuten.

Expertenstandard Schmerzmanagement, DNQP, Seite 100

Therapie

Schmerzmanagement, boq (Hrsg.),
© Vincentz Network GmbH & Co.KG, Hannover, ISBN 978-3-86630-110-8

Merke

Im Expertenstandard ist festgelegt,
dass spätestens bei einer Schmerzintensität von mehr als 3 von 10
(> 3/10 NRS) die Schmerztherapie
eingeleitet/angepasst werden muss.
Dies insbesondere, weil es bei einer
Schmerzintensität von mehr als
4/10 zu bereits beträchtlichen
physischen und psychischen Funkti-
onseinbußen bei dem Betroffenen
kommt, wie z. B. Beeinträchtigungen
in der Mobilität, Schlafstörungen,
Veränderungen der sozialen Interak-
tion, mangelndem Appetit, Beein-
flussung der Stimmung des Betroffenen.
Bei der Schmerzintensität gibt es
keinen zu niedrigen Wert, der beste
Wert liegt bei 0.

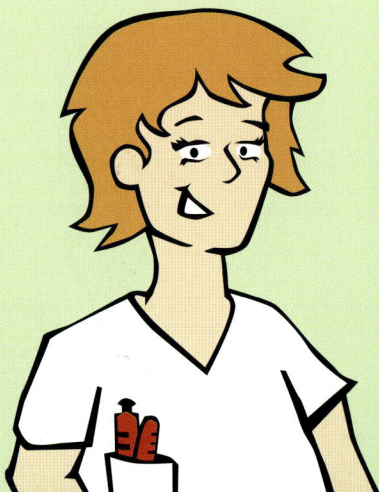

Therapie

Schmerztherapie

Die Werte der NRS werden zugeordnet in:

- 0
  = keine Schmerzen

- 1 bis 4
  = leichte Schmerzen

- 5 bis 6
  = mittelstarke Schmerzen

- 7 bis 10
  = starke Schmerzen.

Bei der Gabe der Schmerzmedikation ist es wichtig auch auf mögliche Nebenwirkungen zu achten. Bei der Gabe von Opiaten kann mit Obstipationen, Übelkeit, Erbrechen, Sedierung, Atemdepressionen, Mundtrockenheit gerechnet werden. Vor schmerzhaften Prozeduren (z. B. Verbandwechsel, Katheterwechsel) etc./zu erwartenden Schmerzen muss auch immer abgeklärt werden, wie die Schmerztherapie im Vorfelde erfolgen soll! Zu der Schmerztherapie sollte eine Bedarfsmedikation zusätzlich vorliegen, um Schmerzspitzen entgegenzuwirken. Die Schmerzmedikationen sind immer ohne zeitlichen Verzug zum festen Zeitschema zu verabreichen.

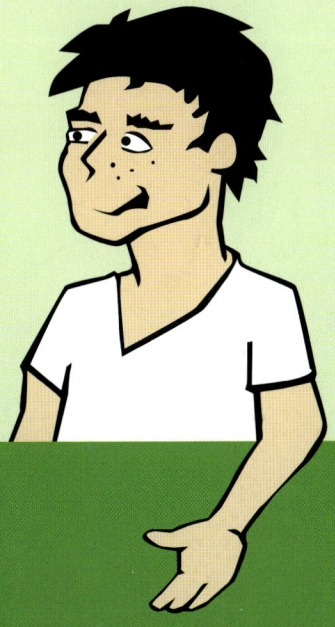

„Das ist schon sehr gut, dass für dich das Prinzip der Schmerzeinschätzung, der Aufnahme der Schmerzintensität und der Schmerztherapie klar ist. Aber außer der medikamentösen Therapie gibt es ergänzend noch weitere Möglichkeiten, die zur Linderung beitragen und entlastend für den Betroffenen wirken. Es gibt positive Auswirkungen der nichtmedikamentösen Maßnahmen im emotionalen/psychischen Bereich, wie z. B. die emotionale Belastung geht runter, der Betroffene nimmt die Bedrohung durch den Schmerz nicht mehr so hoch wahr, er hat eher das Gefühl, eine Kontrolle über die Schmerzen zu bekommen, sein Wohlbefinden steigt an. Und es kann auch physische Auswirkungen haben, wie z. B. der Blutdruck und die Herzfrequenz gehen runter, der Betroffene hat eine bessere Sauerstoffzufuhr. Es gibt bisher keinen wissenschaftlichen Nachweis über die Effektivität von nichtmedikamentösen Maßnahmen, aber wenn der Betroffene dir sagt, es tut ihm gut, dann ist der positive Effekt klar.

„Das mit der Schmerzeinschätzung und den einzelnen Stufen der Schmerztherapie habe ich nun begriffen. Und dass ich solange immer wieder nach der Schmerzintensität frage und entsprechende Maßnahmen ergreife, bis ich den cut-off Punkt als Ziel der Schmerztherapie erreicht habe oder am besten eine Schmerzintensität von 0 /10 NRS habe. Und dass ich auf die Wirksamkeit der einzelnen Schmerzmedikamente achten muss. Aber was bedeutet nun, dass ich ergänzend auch noch nicht-medikamentöse Maßnahmen durchführe; reicht das mit der Medikamentengabe denn nicht aus?"

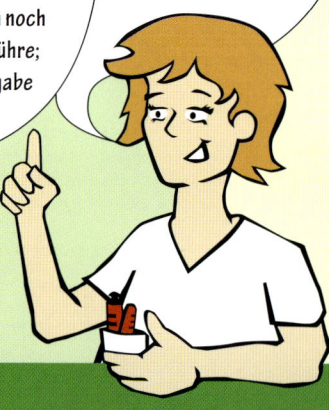

Peripher-wirkende und zentralwirkende Maßnahmen, sowie deren
Kontraindikation:

Peripher wirkende Maßnahmen	Oberflächliche Wärmebehandlung	Oberflächliche Kälteanwendung
Methoden	Wärmflasche, Wickel, Auflagen und Bäder.	Eisbeutel, Gel Packs, Umschläge, Wickel.
Potentielle schmerzlindernde Effekte	Setzt die Sensibilität für Schmerzen nach unten	Setzt die Sensibilität für Schmerzen nach unten, hat eine anästhesierende Wirkung.
Potentielle Anwendungs-gebiete	Bei Gelenkbeschwerden, Rücken- und Muskel-schmerzen, Krämpfen und Koliken.	Bei akuten Traumen, Blutungen, Schwellungen und Prellungen, akute rheumatische Arthritis, Migräne und Kopfschmerzen, Gelenkbeschwerden.
Kontraindika-tionen, worauf sollte ich achten?	Achtung bei Bewohnern mit einem niedrigen Blutdruck: Gefahr der Ohnmacht. Hautirritationen und Verbrennungen vorbeugen! Nicht auf bestrahlte Körperstellen.	Hautirritationen vorbeugen, periphere vaskuläre Erkrankungen.

Maßnahmen

Schmerzmanagement, boq (Hrsg.),
© Vincentz Network GmbH & Co.KG, Hannover, ISBN 978-3-86630-110-8

Praxistipp

Der Wechsel zwischen Wärme und Kälte wird empfohlen bei Gelenkbeschwerden, Krämpfen, Rücken- und Muskelschmerzen.

Feuchte Wärme/Kälte ist oft wirksamer als trockene Wärme/Kälte, sie bewirkt eine stärkere und anhaltendere Schmerzreduktion (DNQP 2005).

Ansonsten frage den Betroffenen oder seine Angehörigen, was ihm gut tut, und nutze dieses. Gegebenenfalls solltest du es auch mit dem Arzt abklären.

Zentralwirkende Maßnahmen

Methoden

Potentiell schmerzlindernde Effekte

Potentielle negative Auswirkungen

Anwendungsgebiete

Kontraindikationen

Maßnahmen

Maßnahmen

Ablenkung	Entspannung
Imaginationsübungen Musik hören, DVD/Videos, Fernsehen.	Massage, progressive Muskelentspannung, autogenes Training, Meditation, Tiere.
Schmerzreduktion, erhöhte Schmerztoleranz, veränderte Schmerzwahrnehmung, Stimmungsaufhellung, höhere Selbstkontrolle.	Schmerzreduktion, Stressreduktion, physiologische Reaktionen der Entspannung, (Vitalzeichen normalisieren sich, Muskelentspannung), verbesserte Schlafqualität, Stimmungsaufhellung, höhere Selbstkontrolle.
Situation nicht unterschätzen: Wenn der Bewohner abgelenkt ist, bedeutet es nicht, dass er keinen Schmerz mehr hat. Bewohner seine Glaubwürdigkeit lassen (Gefahr der Unterversorgung mit Medikamenten). Nach der Ablenkung kann es zu einer erhöhten Aufmerksamkeit gegenüber den Schmerzen kommen. Erhöhte Reizbarkeit und Müdigkeit nach der Ablenkung.	Situation nicht unterschätzen: Wenn der Bewohner abgelenkt ist, bedeutet es nicht, dass er keinen Schmerz mehr hat. Bewohner seine Glaubwürdigkeit lassen (Gefahr der Unterversorgung mit Medikamenten).
Bei leichten bis mittleren Schmerzen. Bei schmerzhaften Prozeduren z. B. Verbandswechsel.	Chronische Schmerzzustände.
Bei Bewohnern, die auf äußere Reize hypersensibel reagieren, z. B. bei Migräne.	Menschen mit der Neigung zu Depressionen sollten keine Meditationsübungen machen.

Maßnahmen

Praxistipp

Bei der Ablenkung möglichst mehrere Sinne gleichzeitig anregen. Achtung: Wenn die Maßnahmen kontinuierlich gleich umgesetzt werden, kommt es zu einer Gewöhnung und die Maßnahme kann uneffektiv werden. Die Schmerzintensität weiter kontrollieren und prüfen, ob sich die Maßnahmen positiv auswirken. (DNQP 2005)

Ansonsten frage den Betroffenen oder seinen Angehörigen, was ihm gut tut, und nutze dieses Wissen. Besonders die chronischen Schmerzpatienten haben ihre „Hausmittel", die positiv wirken.

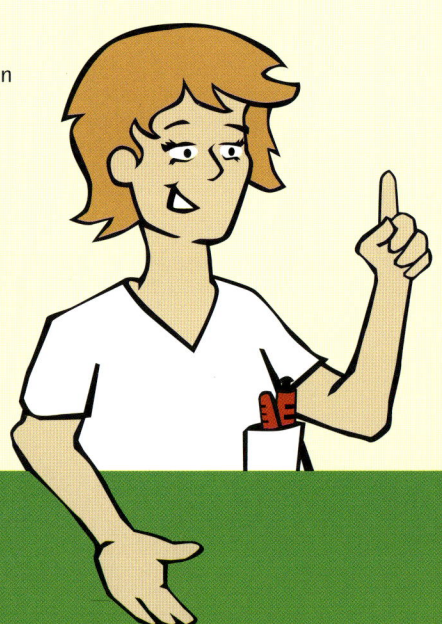

Merke

Die nicht-medikamentösen Maßnahmen sind als Ergänzung zu der
Schmerztherapie zu sehen, sie
ersetzen nicht die medikamentöse
Therapie. Auch wenn es keine
sicheren wissenschaftlichen
Erkenntnisse über die Effektivität
gibt, ist es für den Betroffenen und
auch seinen Angehörigen eine
Möglichkeit aktiv auf die Schmerzsituation einzuwirken. Im Prinzip
können alle Ressourcen, die für den
Betroffenen positiv auf die
Schmerzsituation einwirken, ge-
nutzt werden. Positiv kann auch
sein, ein schönes Bild zu betrachten,
den Lieblingsduft zu riechen, mit
der Lieblingscreme eingerieben zu
werden, die Lieblingsspeise zu essen,
oder die Lieblingsmusik zu hören.
Eine Lagerung oder eine atem-
stimulierende Einreibung können
ebenfalls positiv sein. Es sollte
jedoch die Möglichkeit bestehen,
dass möglichst viele Mitarbeiter im
Dienst auch die einzelnen Maßnahmen umsetzen können.

Maßnahmen

Einrichtung

Die Einrichtung ist für die Organisation und Struktur verantwortlich:

1 **Fortbildungsangebote:** Fortbildungsmittel werden bereitgestellt und es wird allen beteiligten Berufsgruppen die Teilnahme ermöglicht.

2 **Transparenz und Teamarbeit:** Es werden Qualitätszirkel gebildet und ein einrichtungsinterner Standard gemeinsam mit den Mitarbeitern auf der Grundlage des nationalen Expertenstandards Schmerzmanagement erstellt. Die Entscheidung, mit welchen Schmerzskalen im Haus gearbeitet werden soll, wird diskutiert und ggf. erprobt.

3 **Kooperation:** Zusammenarbeit mit fachkompetenten Kooperationspartnern (z. B. Wundtherapeuten, Physiotherapeuten, Schmerztherapeuten, Kinästhetiktrainern, Apothekern etc.)

4 **Qualitätsmanagement:** Der nationale Expertenstandard und mitgeltende Verfahrensregelungen, Prozesswegweiser etc. werden in das QM-System implementiert.

5 **Einheitliche Systematik:** Ein einheitliches Ermittlungssystem zur Schmerzersteinschätzung, Klärung der Nutzung der Schmerzskalen, sowie die einheitliche Nutzung des Systems wird gewährleistet. Es muss für alle klar sein, wie die Vorgehensweise bei auftretenden Schmerzen ist.

To-do-Liste

Schmerzmanagement, boq (Hrsg.),
© Vincentz Network GmbH & Co.KG, Hannover, ISBN 978-3-86630-110-8

Wer ist für was zuständig

„Jetzt hast du mir so viele Informationen gegeben Bea, ich möchte sofort anfangen alles umzusetzen. Wie fange ich nun an?"

„Das ist gut, dass du so begeistert bist! Aber die gesamte Umsetzung des Schmerzmanagements bedarf schon einer guten Planung! Denn an der Umsetzung sind viele unserer Kollegen mitbeteiligt."

Wer ist für was zuständig

VPK oder PDL

Als Schnittstelle zwischen der Planung durch die Heimleitung und der Umsetzung durch die Pflegefachkräfte obliegt der Pflegedienstleitung die Verantwortung für die Organisation, fachgerechte Durchführung und Kontrolle des neuen Standards.

(Pflegevisiten und Fallbesprechungen) und leitet bei Abweichungen, Nichteinhalten oder auch bei fachlichen Defiziten sofortige Gegenmaßnahmen ein.

1 Die VPK/PDL organisiert Fortbildungsmaßnahmen für alle beteiligten Berufsgruppen und plant diese im Dienstplan ein.

2 Sie plant und kontrolliert. Sie erstellt gemeinsam mit den Pflegefachkräften die Planung und Umsetzung des Schmerzmanagements und überwacht die Ausführung.

3 Pflegevisiten/Fallbesprechungen. Die PDL führt regelmäßig Maßnahmen der internen Qualitätssicherung durch

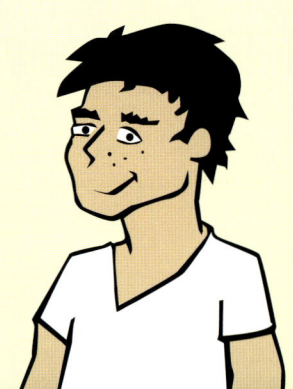

Pflegefachkräfte

1 Eigenverantwortlich Handeln: Jede Pflegefachkraft muss in der Lage sein, eine Schmerzersteinschätzung und die Aufnahme der Schmerzintensität (Selbsteinschätzung hat Vorrang vor Fremdeinschätzung) aufzunehmen. Die Schmerzen sind fachlich aufzunehmen und einzuschätzen. Die Maßnahmen des Schmerzmanagements sind nach dem Standard und den individuellen Besonderheiten des Betroffenen umzusetzen (medikamentöse und nicht medikamentöse Maßnahmen). Die Planung erfolgt unter Berücksichtigung des gesamten Pflegeprozesses. Die Pflegefachkraft ist in der Lage, die gesamte Maßnahmenprozessplanung individuell zu evaluieren und sofort fachlich anzupassen.

2 Schmerzeinschätzung: Jede Pflegefachkraft kennt die hausinternen Maßnahmen, Standards etc. zum Schmerzmanagement.

3 Fachliche Beratung: Jede Pflegefachkraft muss in der Lage sein, betroffene Personen, Angehörige und Bezugspersonen fachlich zu beraten.

4 Bei Verlegung sichert die Pflegefachkraft, dass alle wichtigen Informationen zur Medikamentengabe, möglichen Nebenwirkungen dem behandelnden Arzt etc. weitergeleitet werden.

5 Maßnahmenumsetzung: Jede Pflegefachkraft kennt alle Maßnahmen zum Schmerzmanagement und kann diese individuell bei jedem Betroffenen einsetzen.

>

To-do-Liste

Pflegefachkräfte

6 Kooperation und Organisation: Jede Pflegefachkraft muss die Hilfskräfte und eingebundene Kooperationspartner zum Thema beraten, informieren und die Einhaltung geplanter Maßnahmen überwachen.

7 Persönliche Weiterbildung: Jede Pflegefachkraft verpflichtet sich dazu, sich zum Thema auf dem Laufenden zu halten, z. B. durch das Lesen von Fachliteratur, Fachzeitschriften etc.

8 Betriebliche Fortbildung: Jede Pflegefachkraft regt Fortbildungsmaßnahmen zu neuen Erkenntnissen bei der VPK/PDL an.

Merke

Als Team ist die Implementierung des nationalen Expertenstandards Schmerzmanagement zügig möglich und sie verhindert unnötiges Leid für die Betroffenen. Ein rechtzeitiges Erkennen von Schmerzzuständen und eine sach- und fachgerechte Einleitung der Maßnahmen zum Schmerzmanagement erspart der Pflegefachkraft oft eine umfangreiche Planung anderer Pflegemaßnahmen, da ansonsten die Gefährdungspotentiale geballt für den Betroffenen vorliegen.

To-do-Liste

Wie gehe ich vor?

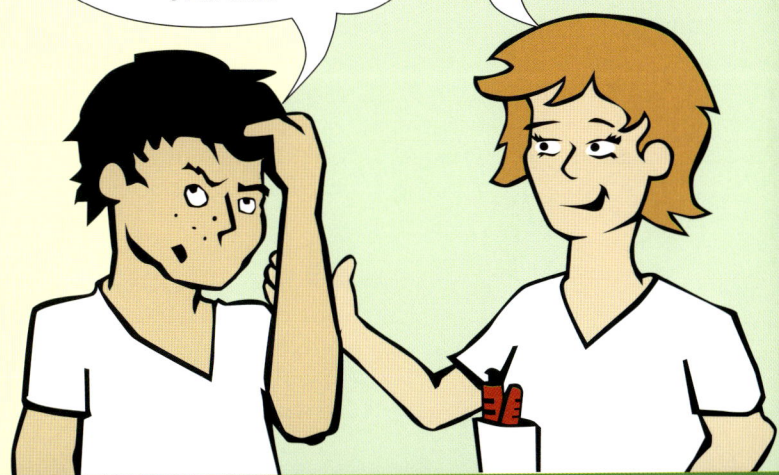

Wie gehe ich vor?

Die Frage, ob Schmerzen vorliegen, sollte
- bei jeder Neuaufnahme erfolgen
- wiederkehrend individuell erfragt werden
- nach einem Krankenhausaufenthalt abgeklärt werden
- bei Veränderungen der Pflegesituation, bei aktuellen Ereignissen z.B. bei Wunden, nach einem Sturz etc. sofort geprüft werden.

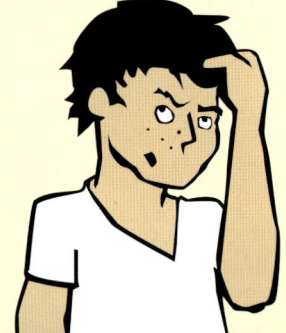

Um ein Schmerzmanagement fachgerecht zu planen und umzusetzen, bedenke die einzelnen Schritte des Pflegeprozesses:

1 **Informationssammlung:**
Abfrage, ob Schmerzen vorliegen, wenn ja, Aufnahme der gesamten Schmerzersteinschätzung, dort Aufnahme aller individuellen Informationen zu den Problemen/Defiziten, Ressourcen/Fähigkeiten, Einflussfaktoren auf das Alltagleben. Möglichst über die Selbsteinschätzung, ansonsten über die Fremdeinschätzung (persönliche Bezugsperson einbinden). Bei chronischen Schmerzen Berücksichtigung der pflegerelevanten Vorgeschichte.

2 **Probleme/Defizite und Ressourcen/Fähigkeiten**
in den einzelnen Lebensbereichen festlegen, Einflussfaktoren auf das Alltagsleben berücksichtigen, Schmerzintensität.

3 **Welche Schmerzintensität soll erreicht werden:** Bei chronischen Schmerzen z. B. erreicht der NRS bis zu 3/10, bei akuten Schmerzen von 0/10, welche Nebenwirkungen sollen verhindert bzw. erfolgreich behandelt werden?

4 **Planung/Aufnahme** der Maßnahmen im Bereich der medikamentösen Therapie nach Absprache mit dem Arzt (Schmerztherapie, Bedarfsmedikation und hinsichtlich Nebenwirkungen) und Planung der nicht-medikamentösen Maßnahmen (zentral wirkende, peripher wirkende Maßnahmen). Was sollte im Bereich der Nebenwirkungen noch geplant werden? z.B. Obstipationsprophylaxe, Sturzprophylaxe, Transferplanung etc. Planen der Abfrage der Schmerzintensität durch die festgelegte Schmerzskala. Beratung des Betroffenen und seiner Angehörigen.

5 **Durchführung** aller geplanten Maßnahmen laut medikamentöser Verordnung (ohne zeitlichen Verzug und nach dem festen Applikationsschema). Durchführung aller Maßnahmen im Bereich des Schmerzmanagements: z. B. nichtmedikamentöse Maßnahmen, Maßnahmen im Bereich der Nebenwirkungen, Problembereiche im Alltagsleben.

6 Evaluation der Schmerzintensität (Verlaufskontrolle) individuell für den Betroffenen mittels der eingesetzten Skala (richtet sich nach der individuellen Analgetikadosierung und der Schmerzintensität). Kurzfristige Neueinstellung bzw. Anpassung der Schmerztherapie nach Rücksprache mit dem Arzt. Individuelle Evaluation aller Maßnahmen im Bereich des Schmerzmanagements und ggf. Anpassung der Maßnahmenprozessplanung.

Pflegeplanung

Schmerzmanagement, boq (Hrsg.),
© Vincentz Network GmbH & Co.KG, Hannover, ISBN 978-3-86630-110-8

Merke

Die Pflegeplanung dient dazu, vorab eine einheitliche Vorgehensweise oder auch Strategie festzulegen, um fest vereinbarte Ziele zu erreichen. Der Pflegeplan ist die Arbeitsanweisung für alle Pflegekräfte und muss von allen befolgt werden. Wenn Abweichungen erforderlich sind, ist dieses fachlich zu begründen. Er soll sicherstellen, dass alle an der Pflege Beteiligten genau wissen,

1. welches Problem besteht,
2. worin die Ursachen liegen und ob weitere Risikobereiche vorliegen,
3. wie die betroffene Person und/ oder Bezugsperson eingebunden werden kann,
4. welche Ziele bis wann gemeinsam erreicht werden sollen,
5. was - wie - wie oft - wann - von wem durchgeführt werden muss (handlungsleitend und individuell).

!!!! Für eine gute und erfolgreiche Pflegeplanung ist eine präzise Problembeschreibung unter Berücksichtigung aller Ursachen, die das Problem auslösen, aufzunehmen.

Merke

„Wenn das Problem falsch beschrieben ist, kann der Rest der Pflegeplanung nur falsch sein."
(M. Krohwinkel)

Jetzt geht es an die Einzelheiten der Pflegeplanung.
Dazu folgen zwei Fallbeispiele.

Pflegeplanung

Planungsbeispiel 1

Akute Schmerzen nach einem Sturzereignis

Bei Bea und Benni auf dem Wohnbereich wohnt Frau Müller-Lüdenscheid. Sie wohnt bereits seit einem halben Jahr in der Einrichtung, gestaltet ihren Tagesablauf eigenständig und hat sich gut eingelebt. Sie ist in allen Qualitäten voll orientiert. Besonders freut sich Frau Müller-Lüdenscheid über die regelmäßigen Angebote im Bereich der sozialen Betreuung, von Bingo, über Sitzgymnastik und Gedächtnistraining. Sie nutzt viele Angebote im Hause und hält sich auch gerne im Garten auf. Frau Müller-Lüdenscheid versorgt sich überwiegend noch eigenständig. Sie bewegt sich eigenständig mit ihrem Rollator innerhalb und außerhalb des Hauses fort. Eines Tages am Vormittag ist sie mit ihrem Rollator im Garten unterwegs. Beim Aufheben einer Blüte vom Rasen stürzt sie so unglücklich, dass sie sich eine große Platzwunde an der rechten Stirn zuzieht sowie ein Fraktur an der linken Hand und diverse Prellungen. Sie wird notfallmäßig ins Krankenhaus eingewiesen und geröntgt. Die Kopfplatzwunde wird chirurgisch versorgt. Ihr linker Arm wird vorerst mit einem Gipsverband versorgt. Frau Müller- Lüdenscheid hatte vorher nie Schmerzen. Als Bea und Benni sie aus dem Krankenhaus empfangen, macht sie bereits ein sehr unglückliches Gesicht und äußert Schmerzen am Kopf, im Bereich der Kopfplatzwunde und der sich darum bildenden Hämatome und im Bereich der linken Hand. Bea und Benni nehmen als erstes die Schmerzersteinschätzung auf und schauen in den mitgebrachten Arztbrief. Sie übertragen die aktuellen Diagnosen ins Stammblatt. Sie erhält folgende Medikation: 3 x 30 ° (= 3 x 30 Tropfen) Metamizol. Als Bedarfsverordnung kann sie noch 1 x 30° Metamizol zusätzlich erhalten.

Planungsbeispiel 1

Pflegeproblem	Fähigkeiten/ Ressourcen	Pflegeziel
Akute Schmerzen an der rechten Stirn, am linken Handgelenk und durch Prellungen und Hämatome an der linken Gesichtshälfte nach einem Sturzereignis.	Frau Müller-Lüdenscheid, kann ihre Schmerzintensität auf der NRS ansagen. Sie klingelt bei Bedarf und fordert zusätzlich ihre Bedarfsmedikation ein, wenn diese über eine NRS von 4/10 geht. Sie ist Rechtshänderin. Ihre Wünsche und Bedürfnisse äußert sie von sich aus. Wenn sie ruhig liegt, hat sie weniger Schmerzen.	NRS von 0/10, komplikationsloses Abheilen der Verletzungen.

Pflegemaßnahmen

1. Schmerzintensität auf der NRS erfragen um 08.00, 12.00, 18.00 und 22.00 Uhr und bei Schmerzäußerung im Pflegebericht dokumentieren VÜ PFK.
2. Medikamentengabe laut AVO VÜ PFK.
3. Um 09.00, 13.00 und 18.30 Uhr Kühlpack ins Zimmer bringen und Frau Müller-Lüdenscheid reichen VÜ PFK.
4. Unterstützung Körperpflege siehe Lebensbereich Sich Pflegen.
5. Unterstützung Ernährung und Flüssigkeitsversorgung siehe Lebensbereich Essen und Trinken.
6. Unterstützung An- und Auskleiden siehe Lebensbereich Sich Kleiden.
7. Unterstützung bei der Begleitung siehe Lebensbereich Sich bewegen.
8. Wundversorgung laut AVO VÜ PFK.
9. Wundbeschreibung im Wundprotokoll am Montag und Freitag VÜ PFK.

Planungsbeispiel 2

Chronische Schmerzen durch Polyarthrose

Herr Hansen wohnt seit kurzem in der Einrichtung und wird ebenfalls von Bea und Benni betreut. Er ist eingezogen, weil seine Ehefrau ihn nicht mehr versorgen konnte. Seine Beweglichkeit hat stark nachgelassen. Er kann nicht mehr gehen, kurzzeitig stehen und die Transfers kann er nicht mehr eigenständig durchführen. Sein Rücken ist verformt und wenn er steht, dann ist er nach vorne gebeugt. Er ist mittlerweile 80 Jahre alt. Herr Hansen hat bis zur Berentung im Tiefbau gearbeitet. Die Probleme mit den Schmerzen hat er bereits seit 30 Jahren. Er kann sich gar nicht mehr daran erinnern, wie es ganz ohne Schmerzen war. Er liegt gerne auf seinem Bett in seinem Zimmer und hat seine Ruhe. Im Zimmer hört er seine klassische Musik, schaut gerne Sportsendungen an, besonders Fußball und Boxen. Seinen Fernseher und seinen CD-Player bedient er eigenständig, wenn die Fernbedienungen in Reichweite liegen. Von Zuhause hat er ein Körnerkissen mitgebracht, dies hat ihm seine Frau schon vor langer Zeit genäht, weil ihm Wärme so gut tut. Besonders freut er sich, wenn seine Ehefrau täglich zu Besuch kommt und ihm die neuesten Witze erzählt. Herr Hansen erhält von seinem Hausarzt ein BTM Pflaster (Durogesic 12,5 Mikrogramm), 3 x 20° Metamizol. Zusätzlich kann er 1 x 20° Metamizol bekommen. Zusätzlich erhält er ein Antidepressiva und etwas zum Abführen. Herr Hansen klagt über Obstipation, trinkt gerne Pflaumensaft. Die Schmerzersteinschätzung wurde von Bea und Benni aufgenommen, die NRS liegt bei drei, verstärkt sich bei schlechtem Wetter und zu schnellen Bewegungen und steigt bis auf 4-5 an. Herr Hansen kann sich nicht allein fortbewegen.

Pflegeplanung

Pflegeproblem	Fähigkeiten/ Ressourcen	Pflegeziel
Herr Hansen hat chronische Schmerzen überwiegend im Rücken aufgrund schwerer körperlicher Arbeit und einem verformten nach vorne gebeugten Rücken. Diese verstärken sich bei schlechtem Wetter und zu schnellen Bewegungen. Herr Hansen kann keinen Transfer eigenständig vornehmen. Leidet unter Obstipation.	Empfindet Wärme als angenehm, schaut gerne Fernsehen (Boxen und Fußball) und hört klassische Musik. Seine Frau kommt täglich vorbei und er freut sich, wenn seine Frau Witze erzählt. Herr Hansen kann kurz stehen mit Haltepunkt, in Ruhe hat er weniger Schmerzen. Die Schmerzintensität kann Herr Hansen auf der NRS angeben. Trinkt gerne Pflaumensaft. Nimmt die Medikamente nach dem Anreichen eigenständig ein. Bedarfsmedikation liegt vor.	NRS bei Bewegung bis 3/10, Schmerzlinderung durch Wärme und Ablenkung.

An diesen Beispielen erkennst du, wie wichtig es ist, die Ursachen und Hintergründe zu erfragen. Nur so kannst du die richtigen Prioritäten setzen und Erfolg versprechende Maßnahmen einleiten. Beschreibe das Problem immer so präzise, wie möglich, auch wenn du denkst, es sei offensichtlich.

Vermerke genau und durch welche Umstände das Schmerzproblem aufgetreten ist, dann handelst du im Sinne des Betroffenen, vermeidest Missverständnisse und ersparst deinen Kollegen Arbeit. Evaluiere individuell für den Betroffenen das gesamte Schmerzmanagement.

Pflegeplanung

Qualitätsmanagement

Pflegemaßnahmen

1. NRS erfragen bei der Medikamentengabe am Montag und Donnerstag und dokumentieren und bei Schmerzäußerung VÜ PFK, ggf. Bedarfsmedikation reichen, Hausarzt bei Visite über die Schmerzintensität informieren VÜ PFK. Auf mögliche Nebenwirkungen achten VÜ PFK.
2. 9.00 und 19.00 Uhr warmes Körnerkissen reichen VÜ PFK.
3. Medikamentengabe laut AVO, Klebestelle des BTM Pflasters vermerken (Hautbeobachtung) VÜ PFK.
4. Transfers siehe Lebensbereich Sich Bewegen.
5. Körperpflege siehe Lebensbereich Sich Pflegen.
6. Obstipationsprophylaxe siehe Lebensbereich Ausscheiden.
7. Unterstützung Ernährung und Flüssigkeitsversorgung siehe Lebensbereich Essen und Trinken.
8. Unterstützung An- und Auskleiden siehe Lebensbereich Sich Kleiden.
9. Fernbedienung immer griffbereit auf den Nachtschrank legen VÜ PK.

Hier beginnt der Aufgabenbereich des Qualitätsmanagements, auch QM genannt. Die Einführung eines Expertenstandards wie dem Expertenstandard Schmerzmanagement ist nur ein Instrument zur Qualitätsmessung und –sicherung in einer Pflegeeinrichtung. Jede Einrichtung sollte mittlerweile über ein QM-System verfügen, dass die regelmäßige Überprüfung und Optimierung von Arbeitsabläufen und Pflegeprozessen steuert. So wird Fehlern und Komplikationen kurz und langfristig vorgebeugt und eine sach- und fachgerechte Pflege gesichert.

BESD

BEurteilung von Schmerzen bei Demenz (BESD)

DEUTSCHE GESELLSCHAFT ZUM STUDIUM DES SCHMERZES e.V. (DGSS)
Sektion der International Association for the Study of Pain (IASP)

ARBEITSKREIS
„ALTER UND SCHMERZ"
Sprecher: Priv. Doz. Dr. Matthias Schuler
m.schuler@diako-ma.de

Gütekriterien

Die Beobachtungsskala wurde aus dem Amerikanischen übersetzt[1].

In Deutschland wurden bisher 99 demenzkranke Bewohner aus acht Pflegeeinrichtungen mit einem Durchschnittsalter von 84 Jahren (SD = 7) in die Evaluation des Beobachtungsinstrumentes einbezogen. Als Maße für die interne Konsistenz (Cronbach's Alpha) ergaben sich bei der Beobachtung durch Pflegende Werte zwischen 0,85 und 0,86. Die Inter-Rater-Reliabilität beträgt für die Pflegenden zwischen r = 0,72 und 0,82. Die Wiederholungsreliabilität mit einem Abstand von zwei bis drei Wochen beläuft sich auf Werte zwischen 0,60 und 0,76. Die Beobachtung ist zuverlässiger in Situationen, in denen die Beobachteten mobilisiert werden, als in Ruhesituationen. Als Validitätshinweis wird die Tatsache gewertet, dass sich Personen, die als akut unter Schmerzen leidend eingestuft werden, sich hinsichtlich der BESD-Werte signifikant von denen unterscheiden, denen keine Schmerzen zugeschrieben werden. Zudem korrelieren andere Verhaltsskalen wie z.B. für Aggressivität oder Depression nicht mit dem BESD

(1) Warden, V., Hurley, A.C. Volicer, L. (2003). Development and Psychometric Evaluation of the Pain Assessment in Advanced Dementia (PAINAD) Scale. *J Am Med Dir Assoc, 4, 9 – 15.*
(2) Schuler M, Becker S, Kaspar R, Nikolaus T, Kruse A, BAsler H. Pschymetric properties of the German „Pain Assement in Dementia Scale (PAINAD-G) in nursing home residents. J Am Med Dir Assoc 2007;8:388-395.
(3) Basler H, Hüger D, Kunz R, Luckmann J, Lukas A, Nikolaus T, Schuler M. Beurteilung von Schmerz bei Demenz (BESD). Der Schmerz 2006;20:519-526.

Instrument [(2)]. Weiterhin verringert sich das Schmerzverhalten unter analgetischer Medikation [(3)].

Beobachtungsanleitung und Auswertung

Geben Sie an, in welcher Situation die Beobachtung stattfindet (z. B. im Sitzen, im Bett liegend, während des Waschens oder Gehens). Bitte beobachten Sie die/den BewohnerIn in dieser Situation zwei Minuten lang und achten Sie darauf, ob sich die beschriebenen Verhaltensweisen zeigen. Kreuzen Sie anschließend in dem Beobachtungsbogen die zutreffenden Verhaltensweisen an (Spalte „ja"). Markieren Sie bitte zur Kontrolle auch die Spalte „nein", wenn Sie ein Verhalten nicht beobachtet haben. Zu den einzelnen Begriffen gibt es eine ausführliche Beschreibung, die Sie vor dem Ausfüllen gewissenhaft durchlesen sollten.

Die Beobachtung bezieht sich auf fünf Kategorien: Atmung, negative Lautäußerungen, Gesichtsausdruck, Körpersprache und Trost. Für jede Kategorie sind maximal 2 Punktwerte zu vergeben. Für die Auswertung addieren Sie die in der rechten Spalte angegebenen Werte über die einzelnen Kategorien, wobei Sie nur den jeweils höchsten erzielten Wert pro Kategorie berücksichtigen. Es ist ein maximaler Gesamtwert von 10 für Schmerzverhalten möglich. Ein Wert von 6 oder darüber in einer Mobilitätssituation wird von uns als behandlungsbedürftig im Sinne eines relevanten Schmerzes angesehen.

© 2007 der deutschen Version
Matthias Schuler, Diakonie-Krankenhaus, Mannheim

Anhang

Schmerzmanagement, boq (Hrsg.),
© Vincentz Network GmbH & Co.KG, Hannover, ISBN 978-3-86630-110-8

BEurteilung von Schmerzen bei Demenz (BESD)

Name des/der Beobachteten: ....

Beobachten Sie den Patienten/die Patientin zunächst zwei Minuten lang. Dann kreuzen Sie die beobachteten Verhaltensweisen an. Im Zweifelsfall entscheiden Sie sich für das vermeintlich beobachtete Verhalten. Setzen Sie die Kreuze in die vorgesehen Kästchen. Mehrere positive Antworten (außer bei Trost) sind möglich.

☐ Ruhe
☐ Mobilisation und zwar durch folgender Tätigkeit: ....

Beobachter/in: ....

Atmung (unabhängig von Lautäußerung)	nein	ja	Punktwert
normal			0
gelegentlich angestrengt atmen			1
kurze Phasen von Hyperventilation (schnelle und tiefe Atemzüge)			
lautstark angestrengt atmen			2
lange Phasen von Hyperventilation (schnelle und tiefe Atemzüge)			
Cheyne Stoke Atmung (tiefer werdende und wieder abflachende Atemzüge mit Atempausen)			

Anhang

BESD

Negative Lautäußerung	nein	ja	Punktwert
keine			0
gelegentlich stöhnen oder ächzen			1
sich leise negativ oder missbilligend			
wiederholt beunruhigt rufen			2
laut stöhnen oder ächzen			
weinen			

Körpersprache			
entspannt			0
angespannte Körperhaltung			1
nervös hin und her gehen			
nesteln			
Körpersprache starr			2
geballte Fäuste			
angezogene Knie			
sich entziehen oder wegstoßen			
schlagen			

BESD

Gesichtsausdruck	nein	ja	Punktwert
lächelnd oder nichts sagend			0
trauriger Gesichtsausdruck			
ängstlicher Gesichtsausdruck			1
sorgenvoller Blick			
grimassieren			2
Trost			
trösten nicht notwendig			0
Ist bei oben genanntem Verhalten ablenken oder beruhigen durch Stimme oder Berührung **möglich?**			1
Ist bei oben genanntem Verhalten trösten, ablenken, beruhigen **nicht** möglich?			2
TOTAL /von max.			__/10

Andere Auffälligkeiten: ....

....

....

....

....

BESD-Difinition
Atmung

1 **Normal.** Als „normal" wird ein geräuschloses, gleichmäßiges Ein- und Ausatmen ohne Anstrengung bezeichnet.

2 **Gelegentlich angestrengt atmen.** „Gelegentlich angestrengtes Atmen" ist charakterisiert durch gelegentliches Auftreten von anstrengenden, ermüdenden oder schweren Atemzügen.

3 **Kurze Phasen von Hyperventilation.** „Kurze Phasen von Hyperventilation" sind schnelle und tiefe Atemzügen von insgesamt kurzer Dauer.

4 **Lautstarkes, angestrengt atmen.** „Lautstarkes, angestrengtes Atmen" ist gekennzeichnet durch Geräusche beim Ein- oder Ausatmen, die laut, gluckernd oder pfeifend sein können und anstrengend zu sein scheinen.

5 **Lange Phasen von Hyperventilation.** „Lange Phasen von Hyperventilation" sind übermäßig schnelle und tiefe Atemzüge. Die Phasen dauern recht lange.

6 **Cheyne Stoke Atmung.** „Cheyne Stoke Atmung" ist gekennzeichnet durch immer tiefer werdende und wieder abflachende Atemzüge mit Atempausen.

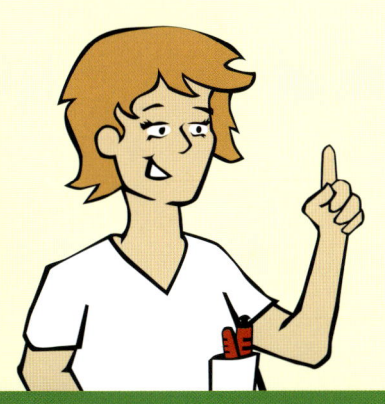

Anhang

Negative Lautäußerung

1 **Keine.** Die Kategorie „keine" bezeichnet Sprache oder Lautäußerungen mit angenehmem oder neutralem Klang.

2 **Gelegentlich stöhnen oder ächzen.** Unter „stöhnen" ist jammern oder vor sich hinmurmeln wie auch klagen oder schreien zu verstehen. „Ächzen" ist definiert durch unverständliche und unbeabsichtigte Geräusche, die lauter als üblich sind und oft plötzlich beginnen und enden. Beides sollte nur gelegentlich auftreten.

3 **Sich leise negativ oder missbilligend äußern.** „Sich leise negativ oder missbilligend äußern" ist gekennzeichnet durch leises Murren, Jammern, Fluchen oder Schimpfen mit einem klagenden, sarkastischen oder bissigen Unterton.

4 **Wiederholt beunruhigt rufen.** Die Kategorie „Wiederholt beunruhigt rufen" bezeichnet Phrasen oder Worte, die wiederholt in einer Art geäußert werden, die Angst, Unbehagen oder Verzweiflung vermuten lässt.

5 **Laut stöhnen oder ächzen.** Unter „stöhnen" ist jammern oder murmeln wie auch klagen oder schreien deutlich lauter als üblicherweise zu verstehen. „Ächzen" ist definiert durch unverständliche und unbeabsichtigte Geräusche, die lauter als üblich sind und oft plötzlich beginnen und enden.

6 **Weinen.** Unter „Weinen" wird eine emotionale Ausdrucksform verstanden, die mit Tränen einhergeht. Der Betroffene kann schluchzen oder weinerlich wirken

Anhang

BESD-Definition

Körpersprache

1 **Entspannt.** „Entspannt" meint eine ruhige und gelassene Körperhaltung. Die Person wirkt sorgenfrei.

2 **Angespannt.** „Angespannt" beschreibt eine angestrengte, verkrampfte oder besorgte Körperhaltung. Das Gebiss kann fest zusammengebissen sein. (Kontrakturen sind auszuschließen)

3 **Nervös hin und her gehen.** „Nervös hin und her gehen" meint eine ruhelose Aktivität. Sie kann mit ängstlichem, besorgtem oder beunruhigtem Ausdruck einhergehen. Die Gehgeschwindigkeit kann langsam oder schnell sein.

4 **Nesteln.** „Nesteln" meint, sich ruhelos bewegen. Wälzen im Stuhl oder das Rücken eines Stuhls durch das Zimmer sowie wiederholtes Berühren, Ziehen oder Reiben von Körperteilen können beobachtet werden.

5 **Starr.** „Starr" meint eine steife Körperhaltung. Die Arme und/oder Beine sind angespannt und unbeweglich. Der Rumpf imponiert gestreckt und unbeugsam. (Kontrakturen sind auszuschließen)

6 **Geballte Fäuste.** „Geballte Fäuste" sind fest geschlossene Hände. Die Hände können sich allerdings auch wiederholt öffnen und schließen oder fest geschlossen bleiben.

Körpersprache

7 **Angezogene Kniee.** „Angezogene Kniee" bedeuten in Richtung Brust gezogene Kniee. Die Person wirkt insgesamt aufgewühlt. (Kontrakturen sind auszuschließen)

8 **Sich entziehen, wegstoßen.** Personen wehren Annäherung oder Fürsorge ab. Sie versuchen, der Annäherung zu entkommen, sich zu entwinden oder zu entreißen bis dahin, dass sie andere wegstoßen.

9 **Schlagen.** Unter „Schlagen" werden alle Formen der körperlichen Auseinandersetzung verstanden: u. a. schlagen, hauen, treten, zupacken, beißen.

Gesichtsausdruck

1 **Lächelnd oder nichts sagend** „Lächelnd" ist gekennzeichnet durch nach oben gerichtete Mundwinkel, leuchtende Augen und einen Ausdruck von Zufriedenheit. „Nichts sagend" bedeutet ein neutraler, ruhiger, entspannter oder leerer Gesichtsausdruck.

2 **Traurig.** „Traurig" ist gekennzeichnet durch einen unglücklichen, einsamen, niedergeschlagenen oder deprimierten Ausdruck. Tränen in den Augen können zusätzlich auftreten.

3 **Ängstlich.** Unter „ängstlich" versteht man einen Ausdruck von Furcht, Schreck oder Besorgnis. Die Augen sind weit geöffnet.

4 **Sorgenvoller Blick.** Ein „sorgenvoller Blick" ist gekennzeichnet durch nach unten gerichtete Mundwinkel. Falten auf der Stirn und um den Mund können sich stärker als üblich zeigen.

5 **Grimassieren.** „Grimassieren" ist gekennzeichnet durch einen verzerrten und verzweifelten Gesichtsausdruck. Die Stirn weist stärkere Falten auf als die Mundpartie. Die Augen können fest zugekniffen sein.

Trost

1 **Trösten nicht notwendig.** Die Person scheint sich wohl zu fühlen und zufrieden zu sein.

2 **Ablenken oder beruhigen durch Stimme oder Berührung möglich.** Ein auffälliges Verhalten kann unterbrochen werden, indem die Person angesprochen oder berührt wird. Die Unterbrechung des auffälligen Verhaltens dauert über die gesamte Phase der Zuwendung an. Die Person wirkt dabei sorglos.

3 **Trösten, ablenken oder berühren nicht möglich.** Die Person kann nicht beruhigt werden. Das auffällige Verhalten kann durch Ansprache oder Berührung nicht unterbrochen werden. Es ist jedoch möglich, dass das auffällige Verhalten durch Ansprache oder Berührung abgeschwächt wird. Das auffällige Verhalten ist zumindest zeitweise auch während der Zuwendung noch zu erkennen.

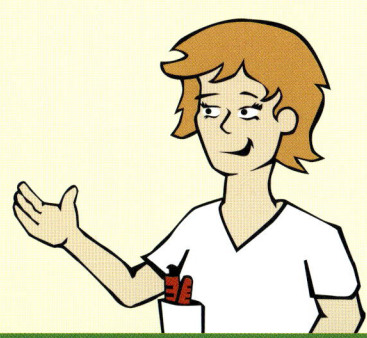

Anhang

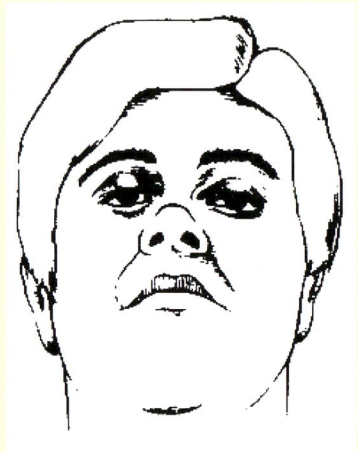

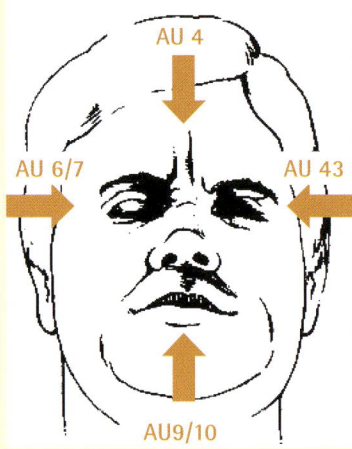

Baseline

Genuine

Anhang

Mimische Schmerzreaktion „grimassieren"

- Kontraktion der Augenbrauen (AU4)
- Kontraktion der Muskelgruppen um die Augen herum (AU6/7)
- Levatorkontraktion/Rümpfen der Nase (AU9/10)
- schließen der Augen für mindestens 1/2 Sekunde (AU 43)